LE CANCER

MALADIE INFECTIEUSE

ÉTUDE CLINIQUE

PAR

Le Dr DUROUX

A. MALOINE, ÉDITEUR

LYON | PARIS
6, rue de la Charité | Rue de l'École de Médecine, 25

1909

LE CANCER

MALADIE INFECTIEUSE

—

ÉTUDE CLINIQUE

LE CANCER
MALADIE INFECTIEUSE

ÉTUDE CLINIQUE

PAR

Le Dr DUROUX

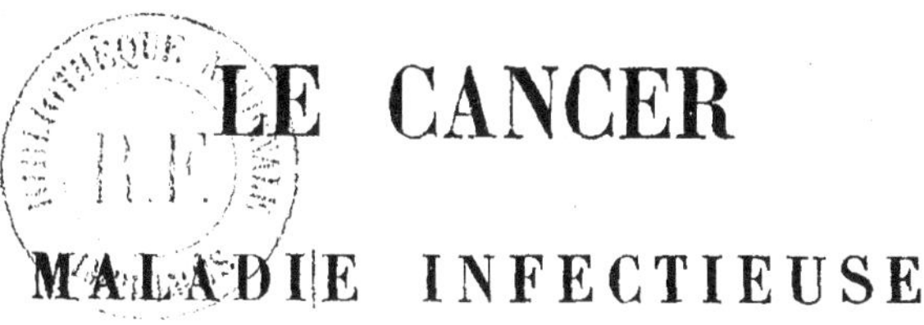

A. MALOINE, ÉDITEUR

LYON | PARIS
6, rue de la Charité | Rue de l'École de Médecine, 25

1909

LE CANCER
MALADIE INFECTIEUSE

ÉTUDE CLINIQUE

INTRODUCTION

On sait, à l'heure présente, ce que veut dire le mot infection ; toutefois, pour le bien comprendre, on doit l'envisager dans toute son étendue, car l'infection qui désigne la lutte entre le corps et les infiniment petits d'ordre parasitaire, ne saurait être restreinte à ceux dont la lutte est, depuis Pasteur, bien connue, à savoir les parasites d'ordre végétal ou vulgairement microbien.

A côté d'eux se placent des parasites plus élevés, d'ordre animal ou protozoairien, et c'est à eux que revient l'infection cancéreuse.

Lorsque les premiers s'introduisent dans les tissus, l'inflammation surgit et évolue ensuite depuis la simple réaction locale jusqu'à la suppuration complète. Il en est tout autrement pour les autres : avec eux, d'emblée, la néoformation s'accomplit, la suppuration pourra s'ajouter, elle n'est que secondaire.

Les parasites végétaux sont cependant capables de produire aussi des néoformations, mais combien différentes ; il s'agit alors seulement de phénomènes d'hyperproduction cellulaire devant subir ensuite la régression ou, au contraire, la fonte purulente.

Produisant des effets différents parce qu'ils viennent de source différente, les parasites du cancer obéissent cependant, comme les parasites de l'inflammation, aux grandes lois de l'infection qui les dirige.

Ce sont ces lois que nous voulons retrouver, soit dans l'apparition, soit dans l'évolution du mal cancéreux, et tel sera, pour nous, le double moyen clinique d'établir que mal cancéreux veut dire mal infectieux.

L'idée d'envisager le cancer comme une maladie infectieuse est une idée très vieille, mais qui n'a réellement pris corps que depuis une vingtaine d'années. Sans citer les vieilles traditions qui, soupçonnant dans le cancer un élément extérieur à nous-mêmes, le redoutaient comme un vautour invisible, un crabe géant et mystérieux, il convient de rappeler que vers le xviᵉ siècle, David de Planis parle déjà de la variation du cancer suivant les régions, et de la possibilité de sa contagion. Zacutus Lusitanus, en 1659, l'enseigne dans son cours. En 1671, un médecin lyonnais, Lazare Meyssonier le déclare contagieux. En 1672, N. Tulpius, en 1731, Jancker, en 1773, l'Académie de Lyon, ainsi que le mémoire de Peyrihle, cherchent à l'établir.

En 1820, la micrographie apparaît et avec elle la science cellulaire (Schwann), et, dès lors, l'histologie et la classification des tissus morbides absorbent les esprits.

De 1850 à 1880, une orientation nouvelle est imposée par les immortels travaux de Rayer, Davaine et Pasteur. On commence à comprendre, par eux, qu'il y a autre chose que des cellules altérées dans les tissus malades et que leur altération n'est que l'effet d'une cause commune, l'infection. Depuis, la pathologie a précisé le mécanisme étiologique de cette infection et les lois de son évolution dans la plupart des maladies à inflammation, il doit en être ainsi pour les néoplasies cancéreuses.

PREMIÈRE PARTIE

CONDITIONS QUI DIRIGENT L'ÉTIOLOGIE
DE L'INFECTION CANCÉREUSE

Quiconque veut retrouver ces conditions dans l'étiologie du cancer, doit considérer successivement : le cancer en lui-même dans son siège d'apparition, le cancéreux au point de vue réceptivité, le cancer en général dans sa répartition.

CHAPITRE PREMIER

Le cancer qui frappe nos téguments s'acharne avec élection aux régions découvertes et exposées (nez, joue, front, grand angle de l'œil, dos de la main). Le cancer profond ou glandulaire atteint surtout les organes en relation avec l'extérieur (bouche, œsophage, estomac, intestin, utérus, glande mammaire). Dans les autres viscères, comme le foie, le cerveau, on rencontre plutôt des cancers secondaires. Les organes chargés de l'excrétion des produits organiques, le rein, la vessie, peuvent être frappés d'une façon primitive. Le fait de la rareté du cancer primitif du poumon — organe cependant largement relié à l'extérieur — implique l'idée de l'importance de la voie digestive comme source de contamination.

La localisation du mal est souvent influencée par un *traumatisme* et il n'y a pas toujours qu'une simple coïncidence. Tantôt c'est un traumatisme brusque (une chute sur un membre, ostéosarcome du tibia, un coup porté sur le sein, carcinome de la mamelle) ; tantôt un traumatisme lent, tel ce bandage herniaire sur un testicule ectopié, tel ce corset mal fait ou trop serré pour le sein. Pour les cancers du tube digestif la question de traumatisme a aussi son importance. Sur 60 cas, Lengrisk et Gökel *(Arch. f. verd. Krankheit,* 1896), ont trouvé sept fois un traumatisme extérieur ce qui donne une proportion de 11 pour 100. Hanseman *(Berl. kl. Woch.,* 1905) et en Italie G. Maniscalco *(Riform. Medic.,* 1905) établissent une bien plus forte proportion. A l'origine de tout cancer, pour eux, se trouve un traumatisme (théorie traumatique du cancer). Sans tomber dans cette exagération, l'on ne saurait nier non plus la valeur localisatrice de l'action traumatique dans l'apparition du cancer.

Le rôle de la *porte d'entrée* est souvent plus manifeste : c'est une érosion, une ulcération chronique.

Sur les téguments, cette érosion se retrouve souvent dans ces crasses du visage et des mains des vieillards négligents ou des habitants de la campagne (épithéliomas cutanés) ou bien encore dans les replis d'un phimosis trop serré (cancer de la verge). Ainsi en est-il encore des ulcères variqueux torpides, des ulcères syphilitiques anciens et mal traités, des vieilles plaques de lupus, des trajets ulcéreux d'ostéomyélite, des ulcérations ouvertes sur les cicatrices de brûlures, des eczémas chroniques.

Sur certaines muqueuses, lèvre, langue, l'ulcération représente un facteur classique.

Cette ulcération, en ce qui concerne la lèvre, est

le plus souvent formée par l'irritation chronique du tabac ou le contact de la pipe (th. de Cortyl, de Bouisson). Tillmans a réuni 77 cancers de la lèvre ; ce sont presque tous des fumeurs. Dans ces 77 cas, 4 seulement chez la femme dont 3 fumaient. Au Tyrol, les cancers de la lèvre sont aussi fréquents chez la femme ; or, au Tyrol, les femmes du peuple ont l'habitude de fumer la pipe. Esmarck a publié des observations de cancer des lèvres chez des enfants par abus précoce du tabac.

Pour la langue, l'histoire de la leucoplasie est également trop connue pour que nous insistions. Que la leucoplasie soit le résultat de l'irritation chronique du tabac joint à l'alcool (Barker, 71 sur 75) ou la manifestation tardive d'un état syphilitique (Le Dentu) parasyphilitique (Landouzy, Gaucher), c'est le terrain véritablement préparé au développement du cancer de cet organe, et l'on comprend que certains chirurgiens (Morestin) dans un but préventif, aient parlé de l'ablation totale de la muqueuse linguale, atteinte de leucoplasie[1]. A côté de ces ulcérations d'ordre spécial, il faut citer les ulcérations des chicots dentaires, des appareils de prothèse, etc.

---

[1] Nous devons signaler une statistique récente de Fournier qui a pu rassembler 247 leucoplasiques. Sur ce nombre se trouvaient 182 syphilitiques et 65 non syphilitiques. Sur les 65 leucoplasiques non syphilitiques, 1 seul ne fumait pas, 64 fumaient. Sur les 182 syphilitiques, 7 ne fumaient pas, 175 étaient des fumeurs.

Pour les cancers des muqueuses profondes, l'observation est en cela aussi très significative.

L'on ne saurait discuter aujourd'hui la transformation possible de l'ulcère gastrique en cancer. Trop de cas sont là pour le prouver. On connaît aussi l'action érosive des calculs biliaires sur la muqueuse des voies biliaires et d'autre part la coïncidence du cancer. Quant au cancer du gros intestin, la présence de l'ulcération est indubitable, tant est fréquente la coexistence de corps étrangers, arête de poisson (Thöle, Gouilloud), noyaux de fruits, fragments d'os, vers intestinaux. Ajoutons-y la stagnation stercorale de même que dans l'ampoule rectale, alors que pour les cancers bas-situés du rectum, l'existence de fissures anciennes, d'hémorroïdes ulcérées est souvent hors de conteste (Allingham, Mollière).

Pour l'utérus, il convient de rappeler les ulcérations d'ordre puerpéral (le cancer épargnant les communautés religieuses, Laroyenne, Gouilloud), les ulcérations d'ordre métritique, si bien que certains auteurs parlent aussi du traitement préventif du cancer du col par ablation de toute ulcération suspecte (Veit, *Kl. Woch.*, 1906).

Dans certains cas, l'ulcération est réalisée par le cancer lui-même. C'est ce qui correspond aux nombreux cas d'*auto-inoculation*.

Cette auto-inoculation s'accomplit, le plus souvent,

d'une façon directe, dans les régions où les surfaces peuvent être mises en contact (lèvres, gencives, langue et joues, cordes vocales, grandes lèvres, culs-de-sac vaginaux, parois vésicales, rectales). Nous en donnons quelques exemples (consulter également th. de Lévesque, Paris, 1903).

Obs. Bergmann *(Berlin. klin. Wochens.*, 1887), cancer de la lèvre supérieure correspondant à un cancer de la lèvre inférieure ulcéré, et survenu trois mois après.

Obs. Kirmisson *(Bull. méd.*, 1889, *id.).*

Obs. Vennemon *(Belg. Soc. Chir.*, 1893), cancer de paupière à paupière.

Cancer de maxillaire à maxillaire. Duroux, Lyon *(Société des Sc. médicales*, juillet 1905). Deux ulcérations cancéreuses superposées ; celle du maxillaire supérieur apparue deux mois après.

Cancer de langue et joue *(Gaz. des Hôp.*, 1892), Guelliot, avec deux ulcérations superposables; *(id.)* dans obs. Lücke et Hall *(N. Y. méd.*, 1885).

Cancer du larynx. Obs. David, Newman. *(Cl. S. of London*, 1885). Obs. Semon et Shattock *(Brit. Med.*, 1888). Cancer de la corde vocale droite ayant inoculé la corde vocale opposée.

Cancers doubles des grandes lèvres, par ulcération inoculante d'une lèvre à l'autre; obs. Hamburger *(Hosp. Tid.*, 1892); obs. Zweifel; obs. Brucé Clarke *(Trans. path. S. London*, 1885); obs. Bordy, Lille, 1900.

Cancer du col utérin et du vagin. Ces cancers doubles sont assez fréquemment signalés. Obs. Menge *(Centr. für Gynœk.*, 1901). Obs. Sippel *(C. f. Gynœk*, 1894). Thorn, 1894.

Cancers de la vessie. On en trouve des observations multiples. Albarran, Mac-Ewen. Cancers opposés.

Parfois, l'ulcération cancéreuse « porte d'entrée »
joue son rôle à distance par des intermédiaires qui
sont le contact des doigts souillés, la déglutition, le
cours des sécrétions.

Dans la première catégorie des cas, se trouvent
les nombreuses observations de malades atteints de
cancroïdes cutanés, et s'étant inoculés ensuite dans
d'autres parties de leur corps.

Obs. Schimelbush. Cancroïde de la lèvre consécutif à un cancroïde de l'oreille, que le malade grattait fréquemment. Il avait inoculé ainsi une plaie accidentelle
de la lèvre. *(Langenbek, Archiv.)*

Osb. Kummer et Ducellier *(Rev. Méd. S.*, Genève, 1891).
Même genèse pour deux cancers : l'un du bras,
l'autre de la lèvre, celui-ci postérieur à celui du
bras, que la malade pansait elle-même.

Obs. Ricard et Guelliot *(Un. Méd. du Nord-Est)*, *id.*

Obs. Puel *(Arch. de Méd.*, Paris, 1888). Homme porteur d'un
cancroïde du nez. Un an après, cancroïde de même
nature sur le prépuce.

Obs. Duroux *(Lyon Méd.*, 1909). Homme porteur d'un cancroïde du prépuce. Deux ans après, apparition d'un
cancer de la lèvre *(Soc. des Sc. Méd.*, juin 1909).

Dans les inoculations par déglutition, nous faisons
allusion aux nombreux cas de cancers de l'estomac
ou de l'œsophage, consécutifs aux cancers de la
langue, des maxillaires. De Castro (th. de Berlin,
1890) en rapporte 20 cas semblables, Klebs *(Hand.
der path. Anat.*, 3 obs. *id.*, obs. Israël, *id.)*.

Le cours des sécrétions (utérus et vagin) réalise souvent aussi des cancers successifs, muqueuse utérine d'abord, puis vagin. Jacobs, Fischer, Kaltenbach, Quénu *(in* th. de Tesson. Paris, 1902), Rosinski, Russel.

CHAPITRE II

LE CANCÉREUX AU POINT DE VUE RÉCEPTIVITÉ

Les conditions de réceptivité du cancer sont représentées par un certain nombre de facteurs que nous envisagerons dans l'ordre classique *(le sexe, l'âge, l'état social, la profession, la race, le régime, l'hérédité)*.

LE SEXE

Toutes les statistiques anciennes de Virchow, de Leroy d'Etiolles, de Salle, de Marc d'Espine, de Nédopil, de Fabre (th., Lyon, 1892) donnent une proportion plus grande de cancers chez la femme (sur 100 cancers, 70 chez la femme, 30 chez l'homme). Les chiffres récents de Lazarus Barlow *(the Edimb. med. J.*, 1905) et de Bashford *(Researches of Imp. Cancer fund*, 1905-1906) établissent une proportion presque égale. Cela tient aux progrès de la chirurgie abdominale qui a montré la fréquence des cancers du tube digestif chez l'homme (80 pour 100), alors que, jusque-là, les cancers des organes génitaux chez la femme, plus facilement *accessibles* (Bashford), et chez elle, au nombre de 80 pour 100, avaient attiré davantage l'attention [1].

L'AGE

Chez l'homme, le cancer se montre surtout vers l'âge de cinquante-cinq ans; chez la femme, vers quarante-neuf ans en moyenne (L. Barlow, *the Edimb. Med. J.*, 1905; Reiche, *Deut. m. J.*, 1900, *id.*). On a prétendu récemment que le cancer n'affecte pas l'individu, mais l'organe sénile (Bashford, Congrès de Lisbonne, 1906), et c'est pourquoi, surtout l'utérus et la mamelle qui se sénilisent à un âge relativement précoce. Il convient de rappeler les formes jeunes du cancer qui atteignent souvent les régions surmenées par un travail physiologique (sarcomes des épiphyses) pour penser que l'âge offre au cancer de mauvais tissus usés ou affaiblis.

LA RACE

D'une façon générale, le noir est moins sujet au cancer que le blanc (von Leyden). Il serait toutefois

[1] Cette question de spécialisation du cancer est en tout cas intéressante : en effet, les causes favorisant l'infection du tube digestif et si souvent réalisées chez l'homme (tabac, alcool, gros mangeurs), expliquent chez lui la fréquence des cancers du tube digestif; au contraire, l'infection facile des organes génitaux de la femme et de ses dépendances rendent compte du nombre considérable de cancers qui les frappent.

plus commun chez les nègres de l'Amérique que chez les nègres de l'Afrique, à cause des relations plus nombreuses que les premiers ont avec les blancs[1].

Aux Etats-Unis, où les races sont mélangées, ce sont les Irlandais et les Allemands qui offrent la plus forte mortalité cancéreuse; puis viennent les Ecossais, les Anglais, les Français et les Italiens (Barker et Lyon, *Amer. J. of the med. Sc.*, juin 1901).

La race israélite offrirait au cancer une moindre réceptivité *(Brith. med. J.)*.

L'ÉTAT SOCIAL. — LA PROFESSION

D'après les recherches de Reiche à Hambourg, de Meffe à Breslau, de Hofmeier à Berlin, les quartiers riches sont plus épargnés que les quartiers pauvres.

On avait prétendu que le cancer est rare chez les mineurs. Montagnon trouve cependant 13 cas d'ouvriers mineurs sur 60 cancers. Certains auteurs : Fiessinger, Bra (thèse de Noël, Paris, 1897), parlent de la fréquence plus grande du cancer chez les jardiniers, les forestiers ; d'autres, comme Laspeyres *(Centr. S. allg. Gesund.*, 1901), chez les ouvriers

---

[1] Le cancer est rare chez les animaux sauvages et fréquent chez les animaux domestiques (V. Leyden).

des industries textiles. Payne (*the Lancet*, 1819) et Hirschberg (Iéna, 1902) ont même établi le pourcentage de mortalité pour chacune des professions ordinaires. Sans vouloir reproduire leurs chiffres qui révèlent, pour certaines professions (ramoneurs, brasseurs, aubergistes), un tàux de mortalité assez élevé, nous signalerons seulement le fait important de la prédilection, pour ainsi dire exclusive, du cancer cutané chez les agriculteurs par opposition à la rareté de cette forme de cancer chez les ouvriers des villes (Pollosson, Jaboulay).

LE RÉGIME

Chez les animaux, le cancer serait plus fréquent chez les carnivores (Williams, *the Lancet*, 1898 et Boas).

Behla et Lyon, dans leurs statistiques, insistent pourtant sur le rôle nocif des herbages. Dans son rapport sur la recherche du cancer, la Société Impériale de Londres, en 1905, relève dans l'Inde anglaise 504 cas de cancers, dont 146 chez les végétariens, 137 chez les mangeurs de viandes, 222 régime mixte : il est donc malaisé d'être fixé. Les auteurs Nason et d'Arcy-Power *(the B. Med. J.)* après Arnaudet, font remarquer le chiffre élevé des cancéreux dans les localités placées au voisinage de cours d'eau à pente faible et se servant de cette eau comme

2

boisson. Selon nous, cette question de l'eau a une grande importance, étant donné la multiplicité des tumeurs cancéreuses chez les poissons vivant dans ces eaux stagnantes et souillées.

LE TERRAIN

Une opposition assez nette paraît exister entre les cancers et les abcès.

Lambotte *(Soc. méd. Ch. du Brabant*, 1896), a recherché les antécédents purulents chez 3o cancéreux et fait une enquête parallèle chez 3o sujets non cancéreux. Sur les 3o sujets cancéreux, 3 seulement présentaient des antécédents purulents ; sur les 3o sujets non cancéreux, 24 possédaient des antécédents purulents (phlegmon, panaris, abcès). L'enquête de Gallet et Deschamps, antérieure à celle-ci, est à peu près identique comme résultats [1].

Pour Verneuil, du reste, le cancéreux appartient à la catégorie des arthritiques robustes ; pour Lépine, le cancer n'apparaît jamais chez les tuberculeux cachectiques.

A cette première catégorie de faits, il faut joindre la question de la syphilis, de l'alcoolisme et de l'hypoplasie viscérale.

[1] Cet antagonisme entre les cancers et les abcès se retrouve cliniquement dans ces cas de guérison de tumeurs malignes par un érysipèle accidentel par des inoculations de germes purulents streptocoques, p. ex. (Coley, Fehleisen. Emmerich et Scholl).

Les relations de la syphilis et du cancer sont certaines. Entrevues depuis un certain temps (th. d'Ozenne, 1884 : *Du cancer chez les syphilitiques)* par Fournier, Augagneur (Syphilis et cancer, *Pr. méd.*, 1896), elles se sont affirmées de plus en plus. On consultera, à ce sujet, l'ouvrage du Dr R. Horand. *(Actualités médicales).* C'est pourquoi nous n'insisterons pas davantage sur ce lien important qui, pour certains organes, tels la langue, est remarquablement étroit (Jaboulay).

Dans certains pays (Angleterre et Hollande), l'alcoolisme entre en jeu dans une très forte proportion ainsi qu'en témoignent les statistiques d'Huyzniga, Nolen et Veit (12 octobre 1901) pour la Hollande, et de Payne pour l'Angleterre. D'après eux, il existerait dans ces contrées 23 pour 100 d'alcooliques chez les cancéreux. Cette relation est surtout manifeste en ce qui concerne les cancers de l'œsophage et de l'estomac, ce qui n'est pas pour nous surprendre, étant donné la fréquence des lésions fissuraires ulcératives que l'alcool peut entraîner au niveau de leurs muqueuses (v. plus haut).

La notion de l'hypoplasie viscérale est encore trop récente pour que nous puissions la juger (Cattin, th. de Paris, 1905 ; Bertier, th. de Lyon, 1906). En tout cas, des résultats d'autopsie ont montré souvent des faits non douteux d'hypoplasie viscérale plus ou moins généralisée (reins de petit volume et lobulés, utérus infantile). En résulte-t-il un défaut de moindre résistance vitale ? C'est possible, les faits d'amoindrissement acquis (chagrins violents, perturbations morales) sont en tout cas, on le sait, retrouvés très souvent au début d'un cancer.

L'HÉRÉDITÉ

Lorsque l'hérédité du cancer se présente, et ce fait est commun, elle est le plus souvent tardive ; il existe bien quelques cas de transmission immédiate du cancer de la mère à l'enfant (observations de Lebert, de Peabody, de Friedreich, *in* th. de Mariage, Paris, 1895) ; ils sont exceptionnels. Chez les animaux, au contraire, le fait est plus fréquent (souris cancéreuses, Moreau et Haaland, *Ann. de l'Inst. Pasteur*, 1905 ; poulains cancéreux, Gohier ; chiens, Leblanc ; truites cancéreuses, Pick et S. Haseman, *Soc. de méd. Berlinoise*, octobre 1905).

Au sujet de l'hérédité tardive, il existe des observations tout à fait remarquables, tels ces cas familiaux classiques où l'on note nne série de cancers : la famille des Bonaparte, par exemple, où nous voyons Napoléon Ier, son père, son frère Lucien et deux de ses sœurs, Pauline et Caroline, mourir de cancer de l'estomac.

Broca, dans son *Traité des tumeurs*, Paget et,

après eux, beaucoup d'auteurs ont insisté sur de pareils faits héréditaires. Certains, Manichow et Rebullet (th. de Paris, 1896), ont parlé de l'hérédité renforcée par la consanguinité.

Nous ne reproduirons à ce sujet que les statistiques les plus récentes, celles de l'enquête hollandaise (Scholten, 1902), qui établit une moyenne de 18 pour 100, de l'enquête allemande (von Leyden, Kirchner et Herschberg, Iéna, 1905), qui aboutit à un résultat de 17 pour 100.

Il ne s'agit donc pas d'hérédité fatale. Certains auteurs (tels Bashford, 1908, *the Lancet)*, estiment même, en raison de l'apparition lointaine de cette manifestation héréditaire, que le cancer est toujours un mal acquis. Malheureusement, les faits cliniques de cas familiaux successifs sont encore trop fréquents pour que l'on puisse éliminer le facteur héréditaire dans l'étiologie cancéreuse, où il doit entrer du moins comme élément très important de prédisposition [1].

[1] Dans un travail récent Hamonet (thèse de Bordeaux, 1909, *Examen critique des arguments de l'hérédité du cancer)* critique la théorie de l'hérédité, qui, selon lui, est basée sur des statistiques défectueuses et montre que cette théorie fataliste a les plus fâcheux effets pour la lutte anticancéreuse.

CHAPITRE III

LE CANCER GÉNÉRAL DANS SA RÉPARTITION

Le cancer vit à l'état endémique dans la plupart des contrées, mais il affecte plus particulièrement certaines d'entre elles; d'autre part, il sévit parfois sous forme de manifestations épidémiques et enfin, fournit plus rarement de véritables cas de contagion.

Nous envisagerons successivement cette distribution ethnologique, ces manifestations épidémiques et ces cas de contagion.

D'une façon générale, les régions centrales, et parmi celles-ci les plus habitées, offrent à l'infection néoplasique une zone d'activité endémique des plus nettes, comme le prouvent toutes les recherches faites à ce sujet[1].

De l'ensemble de ces enquêtes dans les régions

[1] Rapport de Behla *(Centr. f. Bact.,* 1899), de De Bovis *(Sem Méd.,* 1902); Prinring, 1902; Bashford, Congrès de Lisbonne, 1906. De Bovis rapporte un grand nombre de statistiques qui sont celles de De Nencki, suisse, 1900; de Scholten, hollandais, de Geirsvold, norvégien, 1907; de Kolb, Hirschborg, Wutsdorf, von Leyden, allemands ; de King et Newsholm-Park, anglais.

centrales, c'est en Suisse que le cancer atteint l'apogée de fréquence, puis la France et l'Autriche, la Hollande, l'Allemagne, l'Angleterre, l'Italie[1]. En Amérique, le cancer est surtout fréquent aux Etats-Unis (Park, *Med. News*, 1899). On le trouve assez commun en Chine et au Japon (Bechla). Dans les régions tropicales comme dans les régions septentrionales, le cancer serait très rare, même inconnu[2] (von Leyden).

De plus, dans ces régions endémiées, certaines parties du territoire sont plus exposées que les autres. En Norvège, par exemple, d'après Geirsvold, le cancer est surtout répandu dans les localités des vallées inférieures. De même, dans la Bavière inférieure et dans la Souabe, d'après Kolb, il existe une mortalité cancéreuse très élevée. Même remarque pour les provinces de la basse Allemagne. Wurtzdorff (*Deut. med. W.*, 1902).

D'autre part, toutes les statistiques établissent qu'en dehors des épithéliomas cutanés surtout répan-

---

[1] D'après Prinring, période de 1887 à 1899 :

Suisse. . .	12 ou 13 de mortalité cancéreuse sur 10.000 habit.	
France . .	9,8 —	—
Hollande. .	9 —	—
Allemagne .	9 —	—
Angleterre .	7 —	—
Italie . . .	4 —	—

[2] Certains auteurs parlent de la cancérisation des nègres de l'Amérique, de l'Afrique et des habitants de l'Inde, depuis leurs relations avec les Européens. Snow et Hugues (th. de Chevalier, 1899).

dus dans les campagnes, ce sont les grandes villes qui payent le plus lourd tribut[1].

L'on ne saurait accorder toutefois aux chiffres présentés une trop grande rigueur, car combien souvent le cancer échappe-t-il aux investigations même cliniques. C'est ainsi que Riechlman (Eine Krebestatistick v. path., *Berl. kl. Woch.*, 1902), ayant analysé les résultats des autopsies faites à l'hôpital Friedreich (Berlin), a trouvé, sur un total de 7.790 nécropsies, 711 cas de cancer ; or, sur ce nombre, 156, c'est-à-dire 22 pour 100, n'avaient pas été diagnostiqués. Il faut donc se garder de parler catégoriquement de l'augmentation de fréquence du cancer, comme certains auteurs l'affirment (Bashford, de Lisbonne, 1906).

Ce qui paraît ressortir en tout cas des statistiques, c'est que l'infection cancéreuse est proportionnée à la densité de la population. Elle se produit

---

[1] D'après Laspeyres et Finkelnburg, on trouve en Prusse, la mortalité suivante par 100.000 habitants :

	HOMMES	FEMMES
Grandes villes. . . .	62	87
Villes secondaires . .	62 à 53	87 à 63
Campagnes.	38	36

En France, l'*Annuaire statistique* de 1900 donne les relevés suivants par 100.000 habitants:

Paris.	121	cancéreux,
Villes importantes .	112	—
Petites villes . . .	90 à 75	—
Campagnes . . .	80 à 50	—

alors parfois avec une telle exagération qu'on a pu parler de véritables épidémies cancéreuses.

Ces épidémies peuvent frapper toute une localité ou certains quartiers, certaines maisons.

Parmi les observations de ce genre, nous relaterons seulement les faits suivants :

Epidémies de villes et de quartiers.

D'Arcy-Power *(Practitionner,* mai 1903) signale la fréquence du cancer dans les villes basses, au voisinage des cours d'eau. Avec d'autres auteurs, il a pu suivre, pour ainsi dire, la trace du cancer au voisinage de petites rivières tributaires de la Tamise. D'Arcy-Power, Haviland-Wason.

Kolb *(Zeitz. f. Hyg.),* parle de la fréquence du cancer dans certaines villes de la Bavière inférieure et de la Souabe, sur la rive méridionale du Danube, 1902 (346 morts par 100.000 habitants).

De Nencki a observé, en Suisse, une mortalité cancéreuse très élevée dans certains cantons, à certaines périodes, 1903.

Wutzdorf dit qu'à Hambourg, le cancer triple ses ravages.

Trasi (1905) relate une épidémie de cancer à Parme.

Prinring (1902), à Salsbourg.

Wilbur (nov. 1902), à Michigan.

Frief à Breslau *(Klin, York,* 1905),

Foucaud (Académie de médecine, mai 1904), à Fontainebleau.

Govaerts, à Oulchy et villes situées au voisinage de la Sambre.

Triboulet (28 juin 1906) : *les épithéliomas de la face seraient si fréquents dans la plupart des villages* de Seine-et-Marne et Seine-et-Oise, qu'on ne peut les traverser sans rencontrer plusieurs vieillards qui en sont atteints et qu'il croit aptes à la propager par contagion.

Lyon insiste sur l'intensité du mal cancéreux à Buffalo (ville appelée par certaines statistiques, le tropique du cancer, *loc. cit.*).

Nous signalerons seulement d'autres observations semblables de Fiessinger à Oyonnax, de Behla à Luckau, de Rebulet à Bourgtheroude, d'Arnaudet à Cormeilles, de Guelliot en 1892 pour certains quartiers de Paris, etc.

Epidémies de maisons.

La question des maisons à cancers est assez discutée. Certains auteurs pourtant ont signalé des cas tout à fait probants, tels Wynder-Blyth, Lucas, Fiessinger, Mathieu, Fabre, Lyon, Jones, Gallet et Deschamps, Behla, Moreau, Lowe Webb, Arcy-Power [1].

[1] Au congrès de Bruxelles 1908, M. Behla présenta une carte de Stralsund et deux de Luckau montrant nettement la distribution des îlôts cancéreux et des maisons infectées.

Dans leurs observations, il s'agit toujours de foyers cancéreux simultanés et surtout successifs dans la même maison, où il est difficile de faire appel à la simple coïncidence.

Cas de contagion.

Ainsi en est-il pour les nombreux cas de contagion de personnes vivant en commun.

Cette contagion peut s'exercer chez des domestiques au service de cancéreux (anciennes observations de Tulpius, de Lusitanus : cas semblables rapportés par Budd, Gallet et Deschamps, Delbet, *S. de m. de Paris*, 1891), entre époux (obs. rapportées par Guelliot, *Un. méd. du Nord-Est*, 1891). Parmi ces cas, nous en retrouvons 23 cités au Congrès de chirurgie de Lyon par le même, où la contagion par rapports sexuels (cancers réciproques de la verge et du col utérin ou vagin) est nette. Nous avons pu retrouver à ce sujet les observations identiques de Voloski, de Czerny et Gailhard Thomas, de Michaux *(Sem. méd.*, 1889), 5 cas de Hall *(Rev. sc.*, 1895), et d'autres de Vatson et Hays, de Mac Ewen.

A titre documentaire, nous ajouterons à cette liste certains faits épars et moins établis de cancers d'ordre professionnel (cas de Budd, d'Emson, de Guermonprez[1]), et ceux plus curieux mais que nous

[1] Cas d'un médecin atteint d'ulcération cancéreuse. L'ulcéra-

croyons moins rares, de contagion par les animaux, etc. (obs. de Gross, Hall, de Budd[1]. *Rev. sc.*, 1895).

tion se serait produite à la suite de pansements de cancers utérins. D'après Emson, un chirurgien de St.-Ph. Hospital eut un cancer de la langue pour avoir goûté de la sanie cancéreuse. Buld déclare, en 1887, avoir vu mourir du cancer cinq chirurgions du North-Devon-Infirmary, hôpital des cancéreux.

[1] La contagion entre animaux, surtout de même espèce, est chose commune. Souris cancéreuses, cages cancéreuses (Michaelis, Haaland, Moreau, Bashford, Murray, etc.).

DEUXIÈME PARTIE

ÉVOLUTION CLINIQUE DU CANCER, CONDITIONS
D'ÉVOLUTION DE L'INFECTION CANCÉREUSE

Depuis que l'observation existe en matière médicale, les caractères extérieurs du mal néoplasique
sont signalés et connus. Les premières théories s'en
inspirèrent même exclusivement pour les expliquer :
telles les doctrines d'Hippocrate et de Galien. Pour
eux, l'explication du cancer devait se lire dans la
physionomie même des cancéreux. Les voyant maigrir rapidement, prendre une teinte jaune paille,
tomber dans un abattement profond, puis mourir,
ils pensaient que la « mélancolie en substance ou
atrabile » se déposait en un point de l'organisme
sous forme de tumeur, s'étendait ensuite et par
diffusion donnait la mort. Ainsi en témoignent le
livre de Guy de Chauliac, le traité de Jean de Vigo,
en 1537, et l'ouvrage d'A. Paré *(Cancer, tumeur
faite de mélancolie)*.

Vers le xv⁰ siècle, apparaissent les premiers travaux de Vesale, de Servet, enfin du célèbre Harvey
sur la circulation du sang et son rôle dans la nutri-

tion des tissus. En découvrant les premiers capillaires à l'aide de loupes grossissantes, Malpighi, 1661, confirma leurs vues. Bientôt même, l'on se rendit compte de la présence de nouveaux canaux ayant sur leur parcours des renflements ou ganglions et charriant un liquide blanc appelé lymphe. On attribua alors à la lymphe la genèse des néoplasmes. Ce dépôt de lymphe définissait moins bien l'aspect des malades que l'atrabile ou mélancolie, mais il expliquait par les voies lymphatiques, les racines du mal cancéreux, demeurées jusqu'alors mystérieuses. Telle fut l'opinion jusqu'au xviiie siècle, c'est-à-dire jusqu'à l'avènement des théories anatomiques et cellulaires.

Malgré toutes les dissociations que celles ci ont créées dans le groupe des néoplasmes malins, n'est-ce pas ainsi en définitive que le cancer apparaît dans sa simplicité clinique : tumeur capable de créer dans l'économie, par son évolution même, une altération mortelle que l'on appelle cachexie. Que cette tumeur siège dans le sein, dans l'estomac ou dans l'utérus, peu importe, plus ou moins rapidement elle arrive à créer la même désorganisation fatale : d'où l'unité du mal cancéreux.

Cette unité tient à l'infection qui l'engendre et qui tantôt, mais exceptionnellement, évolue d'une façon aiguë, tantôt et communément évolue chroniquement.

CHAPITRE PREMIER

EVOLUTION AIGUE

Dans ce cas, l'infection cancéreuse se produit avec l'intensité d'une maladie inflammatoire aiguë. D'une façon générale, il s'agit de jeunes sujets, et il est deux organes qui offrent à cette évolution un terrain de relative fréquence : la mamelle et la glande thyroïde[1].

Dans ces cas, l'allure phlegmoneuse, la fièvre élevée qui les accompagne font songer à un abcès et les erreurs de Billroth et de Terrillon qui en pareille circonstance, firent seulement une incision, doivent demeurer classiques.

Il existe également de nombreux cas de carcinose aiguë ganglionnaire ayant fait penser tout d'abord à une simple adénite suppurée et ayant été traitée comme telle. Des sarcomes épiphysaires révélent parfois l'allure d'une ostéomyélite aiguë ou subaiguë et embarrassent fort le diagnostic.

---

[1] Charbonnier, *Cancer aigu du sein* (th. de Paris, 1900 ; G. Flouret, *Du cancer aigu du sein à marche infectieuse* (th. de Lyon, 1902); Bertrand, *Cancer aigu thyroïdien* (th. de Lyon, 1894).

Dans tous ces exemples, le processus ne saurait s'expliquer que par le défaut de résistance du sujet ou par la virulence de l'infection [1].

[1] Ces phénomènes peuvent se produire au cours de l'évolution d'un cancer reconnu. Soudain, des symptômes d'infection grave apparaissent, fièvre élevée, vomissements, adynamie, et mort rapide.

CHAPITRE II

ÉVOLUTION CHRONIQUE

L'évolution chronique du cancer est subordonnée à différents processus, régis par l'infection, et qui sont :

La propagation par continuité ;

L'envahissement ganglionnaire ;

Les métastases ou généralisation ;

La cachexie.

Etudions successivement chacun de ces phénomènes.

PROPAGATION PAR CONTINUITÉ

Ce mode d'évolution appartient surtout aux cancers des téguments. Sur les muqueuses, il a sa place aussi ; mais là, en raison de la plus facile dissémination des germes, le second stade ne tarde pas à apparaître. Au contraire, à la surface du corps et plus particulièrement aux points d'élection (voir étiologie), la marche extensive du néoplasme s'accomplit avec son allure rongeante *(ulcus rodens)* gagnant du terrain chaque jour davantage. C'est sur

les bords de l'ulcère que se réalise le mécanisme
d'envahissement. A ce niveau existe une surélé-
vation, un bourrelet qui, progressivement, reculant
ses limites, arrive ainsi peu à peu à donner à l'ulcère
une vaste surface. La confusion peut être grande au
début avec une ulcération lupique ou phagédénique,
car c'est par le même processus qu'elles se constituent, mais la différence réside dans le cheminement
continu du néoplasme qu'aucune barrière n'arrête
(os ou cartilage), ce qui définit, mieux que tout développement, la puissance de l'infection qui le gou-
verne.

L'ENVAHISSEMENT GANGLIONNAIRE

L'envahissement ganglionnaire est constant dans
tous les cancers. Ceux mêmes qui, comme dans les
téguments, progressent essentiellement par continuité, à une date plus ou moins proche retentissent
toujours sur l'appareil ganglionnaire. A plus forte raison en est-il de même de ceux qui, s'infiltrant surtout
dans la profondeur, gagnent rapidement le système
des lymphatiques et des ganglions. Tel est surtout le
cas des cancers des muqueuses, quel que soit leur revê-
tement: cylindrique ou pavimenteux. Cet envahissement ganglionnaire, par son importance, arrive parfois à prendre le pas sur le cancer d'origine, comme
ces plaies infectieuses, en apparence banale, qui

donnent à distance d'énormes ganglions. Les ganglions des néoplasmes ne sont pourtant pas tous cancéreux[1]. Il est des ganglions sains, mais en état d'hypertrophie fonctionnelle. Cette hypertrophie simple, qui est également rencontrée dans les ganglions voisins d'un foyer tuberculeux, est due à l'action des toxines cancéreuses. On trouve aussi des ganglions d'ordre inflammatoire et produits par les hôtes habituels de la suppuration (streptocoque, staphylocoque), ce qui ne saurait surprendre, étant donné la septicité des ulcères cancéreux. Mais la masse proprement dite est formée par des ganglions véritablement cancéreux, car sans parler de leur nature microscopique, ils ont la propriété de la tumeur d'origine. Celle-ci supprimée ou non, ils évoluent comme elle et pour leur propre compte, devenus cancers à leur tour. A un moment donné, ils adhèrent comme elle aux différents tissus de voisinage, ulcèrent les organes et se généralisent même, alors que le foyer primitif enlevé n'a pas récidivé.

Le « ganglion » est donc la caractéristique du cancer. C'est son étape commune, étape malheureuse, puisqu'il favorise ensuite la dissémination. Pourtant, certains auteurs König, Petersen, se basant sur ce fait que dans les formes cancéreuses où l'envahissement ganglionnaire est nul ou à peine

---

[1] Nepveu, 1895. Courtois-Suffit, 20 mai 1901. Soupault et Labbé, Regaud et Barjon.

marqué, la cachexie est beaucoup plus rapide, invoquent comme explication l'action d'arrêt du ganglion dans l'infection cancéreuse. Certains auteurs, partisans acharnés des théories cellulaires, Senn et Ménétrier, font intervenir « l'annihilation de la puissance prolifératrice des cellules » ! Mais n'est-ce pas la physiologie même du ganglion que cette lutte contre l'infection qu'il dissémine ensuite lorsqu'il ne peut plus l'arrêter, et ne retrouve-t-on pas ce rôle à la fois utile et nuisible dans toutes les infections.

MÉTASTASES

Les métastases du cancer constituent une étape importante de l'infection néoplasique, celle devant laquelle s'arrête le chirurgien, jugeant le mal sans remède.

Comment les expliquer ?

Avant les notions primordiales qui se dégagèrent des travaux de Ducret et Castelnau sur l'infection purulente et les abcès métastatiques qui l'accompagnent (1846), la généralisation cancéreuse demeurait mystérieuse. On avait compris l'envahissement ganglionnaire voisin, mais l'on ne se rendait pas compte de la généralisation aux plèvres, au foie, etc. On discutait l'hypothèse de cancers multiples et on parlait de diathèse cancéreuse.

Lorsque l'infection purulente fut mieux connue,

quelques auteurs, comme Broca, osèrent parler d'infection cancéreuse et de l'introduction des éléments cancéreux dans le torrent circulatoire, mais bientôt les théories cellulaires devaient faire oublier cette interprétation si exacte.

A l'heure actuelle, la lumière s'accomplit et la question paraît se résoudre de plus en plus.

C'est l'infection, en effet, qui dirige ces métastases dans différents organes d'élection, que ce soit par le processus de dissémination sanguine, de perméation lymphatique ou migration rétrograde. Examinons ces différents processus.

La dissémination sanguine (metastases pulmonaires).

Ce processus est-il le plus fréquent ? Il est difficile de répondre ; s'il en était ainsi en tous cas, le poumon devrait payer le plus lourd tribut à la généralisation. Or, la clinique apprend que le poumon est atteint par prédilection seulement dans certaines formes de cancers dits sarcomes où l'infection paraît s'établir promptement par la voie sanguine. C'est pourquoi, dans les cas de généralisation cancéreuse, le poumon n'apparaît comme chiffre que sur le relevé de 70 observations sur 735 (Schmidt). Toutefois, il importe de faire remarquer que la dissémination de l'infection cancéreuse par la voie sanguine est certainement plus étendue qu'on peut le supposer macroscopiquement, c'est-à-dire à s'en rapporter seulement aux noyaux de généralisation laissés par elle dans le poumon. Car, de même que le sang a apporté à une région, à un tissu, l'infection primitive, il est apte aussi à en produire la diffusion microscopique en d'autres tissus favorables. Nous n'en voulons pour argument que l'une des principales propositions établies par M. R. Tripier au congrès de Budapest en septembre 1909 : « Il y a toute probabilité, dit-il, pour que les divers éléments constituant les tumeurs, comme ceux des productions inflammatoires, proviennent du sang[1]. » *(Histogénése du Cancer.)*

La perméation lymphatique (métastases pleurales, pleuro-pulmonaires, hépatiques, etc).

Ce terme de perméation lymphatique est nouveau. Créé par Handley (Congrès de Bruxelles, 1904), il doit être de plus en plus connu car il explique d'une façon très nette ces nombreux cas de généralisation auxquels l'embolisme sanguin ne peut toujours s'adapter. Cette théorie de la perméation lymphatique n'est, du reste, que le rajeunissement de l'ancienne lymphangite carcinomateuse, mais elle a le mérite de l'étendre aux plus fins ramuscules lym-

[1] M. Tripier ajoute à ce propos : « Le cancer offrant une histogénèse analogue à celle des autres productions pathologiques inflammatoires, son étude doit être poursuivie, comme on l'a fait pour ces différentes affections, afin d'arriver à en découvrir la cause, qui ne doit pas être sans analogie avec celle des diverses maladies infectieuses. »

phatiques du *fascia superficialis* ou des plexus séreux
péritonéaux et pleuraux. En ce qui concerne tous ces
réseaux lymphatiques, la diffusion du cancer s'établit
comme la diffusion du mercure employé pour les
injecter. Ce terme d'injection n'est pourtant pas
exact, car ce processus de dissémination est plutôt
comparable au cheminement d'une plante grimpante,
à la marche d'un invincible ver annelé, à l'évolution
serpigineuse de la plus typique syphilide tertiaire.
En face de la lente extension centrifuge du néoplasme, tout le système lymphatique n'est qu'un
réseau de canaux accessibles où la dissémination
s'accomplit indépendante du courant, allant aussi
facilement contre que suivant sa direction.

Lorsque cette perméation s'accomplit dans les
réseaux lymphatiques du *fascia superficialis*, elle
ne tarde pas à s'étendre aux appareils viscéraux,
grâce aux nombreuses et fines anastomoses qui,
perçant la paroi, relient les plexus du *fascia superficialis* aux plexus sous-endothéliaux de la plèvre
et du péritoine implantant sur la surface périto-
néale des organes des semis cancéreux. (La pesan-
santeur ou la mobilité des organes dissémineront
entre eux ces différents semis.)

La végétation microscopique d'un pareil ense-
mencement n'est pas toujours facile à déceler
(Handley rapporte deux ou trois examens de cette
perméation à travers la paroi), car la sclérose péri-

lymphatique a souvent détruit les lignes de communication, mais en dépit de leur isolement apparent ces nodules essaimés ne sont que la continuation de la tumeur primitive gardant d'elle-même ses propriétés d'infiltration : ce sont des métastases.

La migration rétrograde (métastase paradoxale).

Il s'agit là d'un processus rare exigeant un bouleversement des aires lymphatiques normales et se produisant, par exemple, à la suite d'ablations chirurgicales étendues. La lymphe, dont le cours est changé, recevant encore du territoire primitivement envahi des éléments cancéreux, les apporte à des régions symétriquement opposées ou même paradoxales, comme s'il s'agissait d'embolies rétrogrades, mais ce n'est qu'une apparence basée sur le renversement circulatoire, et le même cheminement infectieux qui fait l'envahissement ganglionnaire primitif, réalise aussi ces noyaux secondaires de généralisation éloignée ou paradoxale[1].

LA CACHEXIE

La cachexie néoplasique peut être définie une viciation du milieu intérieur, un véritable empoisonnement qui donne aux cancéreux leur teinte

[1] Il existe sur la ligne médiane du corps, une zone frontière de canaux étroits et tortueux qui ne peuvent être forcés que dans certaines conditions.

jaune paille, leur abattement, leur faiblesse, leur amaigrissement progressif, qui altère les éléments nobles de leur sang et verse dans leur sécrétion des produits toxiques.

Proportionnée à la malignité d'une tumeur, la cachexie se produit parfois très rapidement. Le plus souvent elle succède aux étapes d'envahissement ganglionnaire et de généralisation, terminant la scène.

La cachexie n'est que le résumé des phénomènes toxiques de l'infection cancéreuse.

Ces phénomènes se retrouvent dans les altérations du sang et des sécrétions des cancéreux.

Les altérations du sang ont trait essentiellement à des modifications qui portent sur les globules rouges et l'hémoglobine, et sur les globules blancs.

En ce qui concerne les globules rouges, toutes les études hématologiques sur le cancer signalent l'hypoglobulie. Suivant le degré de cachexie, le nombre des globules rouges diminue proportionnellement à 3.000.000, 2.000 000, 1.500.000 et moins encore (Hayem, Besançon. Mouisset, Tolot, *R. de méd.*, 1902. Hartmann, Tuffier, C. de Ch., 1904). Il en est de même de la diminution de la valeur globulaire (Mouisset, *Rev. de méd.* : Lépine, 1889). Pour ces auteurs, la diminution de la valeur globulaire peut même servir au diagnostic entre le cancer de l'estomac et la cirrhose du foie. Labbé insiste beaucoup sur la diminution de la valeur globulaire dans le cancer ; tandis que le nombre des globules rouges peut, en effet, subir des fluctuations diverses suivant le traitement, le régime, l'ablation de la tumeur, la valeur globulaire s'abaisse au contraire progressivement suivant une ligne parallèle à l'augmentation de la cachexie comme dans les grandes infections.

La formule leucocytaire dans le cancer a été établie pour la première fois par Hayem en 1887 (th. d'Alexandre). Il s'agit de leucocytose. Pour Alexandre, l'apparition précoce de la leucocytose constitue même le premier signe de la cachexie néoplasique, donnée qui est maintenant classique. La plupart des travaux hématologiques signalent à ce sujet des chiffres plus ou moins élevés, atteignant parfois 14.000, 18.000 et plus (Hartmann, Tuffier, Soc. de Ch., janvier 1901). On a voulu prétendre tout d'abord que la formule leucocytaire n'était pourtant pas tout à fait semblable dans les infections et dans le cancer. Les premières recherches avaient porté en effet sur la mononucléose exclusive dans le cancer. Mais, depuis, on a constaté (Tuffier, Millian, Besançon, Labbé, Blanc, Strauss), que la polynucléose existe aussi et que si l'on découvrait seulement de la mononucléose au début, dans un stade avancé, il s'agissait toujours de figures polynucléaires.

Cette analogie hématologique se retrouve dans l'état de coagulabilité, de cryoscopie (Engel, 1904. *Ber. kl. Wochen).*

En altérant ainsi le sang, l'infection cancéreuse retentit sur tous les organes à la fois. Les cellules nerveuses se paralysent pour ainsi dire et donnent au sujet une asthénie plus ou moins complète. Le cœur ralentit son action et présente de l'arythmie, des œdèmes apparaissent aux membres inférieurs, des phlébites, même, comme dans les infections, phlébites marastiques. Les fonctions glandulaires viciées n'offrent plus à la nutrition proprement dite que des sécrétions incomplètes ou altérées, des troubles gastro-intestinaux surviennent, le malade perd l'appétit, prend du dégoût pour la viande et les aliments gras, présente de la constipation ou de la diarrhée, ses téguments ont une teinte jaune paille, ses forces déclinent de jour en jour et il s'achemine ainsi peu à peu vers la période terminale [1].

Il s'agit bien d'un empoisonnement infectieux progressif, et l'examen des urines s'ajoute encore pour le démontrer.

L'urine des cancéreux présente souvent de l'albumine. Signalons aussi de l'acétonurie (Jaboulay, 1906). L'élimination de phosphates est diminuée : au lieu d'être de 2,50 par jour, elle tombe à 1,90 et

---

[1] A signaler à cette période la fièvre vespérale, la fièvre des néoplasmes de Verneuil.

même 0,40. Le taux de l'urée est abaissé, il arrive à 12, 15 grammes par jour.

D'une façon générale, la toxicité urinaire est augmentée (Griffiths). Apery et Griffiths auraient même extrait des urines de cancéreux et isolé un produit soluble appelé par eux cancérine : ptomaïne blanche, cristallisant en aiguilles, possédant une réaction alcaline, et donnant en quelques heures la mort aux animaux.

D'après Meyer (1898), tandis qu'il faut 65 centimètres cubes d'urine normale pour tuer un animal vivant, 30 à 31 centimètres cubes d'urine provenant d'un cancéreux suffisent. La ptomaïne de Griffiths, le produit toxique de Meyer ont été retrouvés ultérieurement et appelés par Adamkiewicz (1904-1906) : cancroïne. Ce poison aurait une action analogue à la neurine, base toxique extraite des tissus cadavériques frais [1].

[1] Dans une thèse récente, Mme Gérard-Mangin signale le pouvoir hypotenseur considérable de ces poisons cancéreux. *(Les Poisons cancéreux*, th. de Paris, 1909.)

CHAPITRE III

RÉCIDIVES

Telle est l'évolution clinique du cancer. Nous devons dire un mot de ses récidives, car là aussi se trouve la marque du processus infectieux.

Malgré les perfectionnements de la chirurgie, ces récidives paraissent défier le bistouri. A part certaines formes de cancers limités et pris au début où l'ablation, dépassant largement le mal, donne des succès durables, quelquefois même définitifs, trop souvent, malheureusement, la maladie se reproduit. Dans la majorité des cas, il s'agit de repullulation. Des éléments néoplasiques ont été laissés dans la plaie et, à travers la cicatrice future, reparaîtront bientôt, sous forme de bourgeons plus ou moins étendus, plus ou moins adhérents. C'est pourquoi l'on ne saurait trop dépasser en surface et en profondeur les limites du mal dans une première intervention, car les résultats opératoires s'en ressentent d'une façon trop significative.

C'est ainsi que, pour l'opération classique du cancer du sein, les statistiques antérieures aux interven-

tions larges, c'est-à-dire faites sans ablation systématique des pectoraux donnent comme récidives
locales le chiffre de 52 pour 100, alors que dans les
statistiques établies sur les cas où l'on fait l'ablation
systématique des pectoraux, le chiffre des récidives
locales descend à 25 pour 100 (Le Dentu).

Il en est ainsi pour les autres cancers.

Mais ce n'est pas seulement la repullulation sur
place qui fait réapparaître le mal, et s'il suffisait de
pratiquer des extirpations de tissus encore plus
vastes, à la façon d'Handley, par exemple, qui, dans
le cancer du sein, décortique le *fascia superficialis*
sur une étendue considérable, le chirurgien n'hési-
terait pas. Un autre élément s'ajoute et sur lequel on
a de plus en plus l'attention attirée, l'inoculation
opératoire. Il ne faut pas oublier qu'on a affaire à
un mal essentiellement infectieux et que ce mal
trouve dans les réactions organiques du sujet (lymphe ou sang), des conditions particulières de développement facile, étant donné qu'il s'inocule même
à distance (opération de Wertheim, par exemple,
pour un cancer utérin et récidive dans la plaie de
laparotomie). A plus forte raison en est-il pour le
territoire primitivement atteint ; on retrouvera de
nombreuses observations de ce genre dans les thèses
Bigeard, Paris 1898 et Levesque, 1903. Signalons
aussi, à ce propos, les publications de Mauclaire
(Cancer des cicatrices, *P. méd.*, 1904) ; d'Hartmann

et Lecène, *Ann. de Gynéc. et Obst.*, févr. 1905 ; de Jacoulet, *Arch. g. de Ch.*, 1909. Il faut, pour éviter ces inoculations opératoires, des soins méticuleux, consistant dans le changement de bistouris, d'aiguilles, de ciseaux au cours de l'opération, le flambage de ces instruments suivant les plans intéressés, et même, comme on le fait récemment, la cautérisation iodée de la plaie.

Toutes ces précautions ne sauraient être exagérées, car l'inoculation opératoire occupe certainement une place importante dans les récidives du cancer, surtout lorsque l'exérèse de ce dernier a été pratiquée largement, loin de l'envahissement néoplasique. Malheureusement, cet envahissement est souvent plus éloigné qu'on ne le suppose microscopiquement, et la diffusion lointaine est déjà réalisée (sang-sarcomes ; lymphatiques épithéliomas) ; des noyaux de généralisation sans doute déjà essaimés évolueront pour leur propre compte, et la cachexie irrémédiable poursuivra son cours.

TROISIÈME PARTIE

DÉDUCTIONS CONCERNANT LE PRONOSTIC ET LE TRAITEMENT

La principale déduction qui se dégage des considérations précédentes, c'est que le cancer doit être traité comme une infection. Il ne s'agit pas de redresser l'orientation des plans de division cellulaire par l'électricité (Fabre-Domergue), ni de remettre l'ordre dans une société cellulaire où règne l'anarchie, il faut s'acharner contre un mal exogène qui, par l'intermédiaire de parasites animés puissamment reproducteurs, provoque cette désorganisation cellulaire et cette intoxication de tout l'organisme. Mais, pour être efficace, il faut intervenir à temps, c'est-à-dire dès le début. Or, le malade se présente rarement à cette période ; si ce n'est peut-être celui qui, atteint d'un cancer de la peau, a d'emblée l'attention attirée sur son mal. Si les premières manifestations du cancer étaient douloureuses, sans doute en serait-il ainsi pour les autres cancers. Malheureusement, beaucoup de ceux-ci poursuivent leur étape d'infection locale d'une façon tellement insidieuse qu'ils arrivent à la période d'infection généralisée où, alors, tout secours est inutile.

Le pronostic du cancer repose donc essentiellement sur la durée de la première étape, c'est-à-dire sur le temps d'évolution de l'*infection locale.*

Dans certains cancers extérieurs ou facilement accessibles à l'exploration, on juge cette période par l'état des ganglions voisins ou tributaires.

On estime en effet, d'une façon générale, que le stade de l'infection locale s'arrête à eux, et que, lorsqu'ils sont franchis, il est déjà trop tard. Il ne s'agit là que d'approximation, et il ne saurait en être autrement, étant donné que souvent le mal est diffusé déjà au delà de cette première barrière ganglionnaire. D'autre part, pour toute une catégorie de cancers qui se disséminent essentiellement par la voie sanguine (sarcomes), la question ganglionnaire ne sert nullement d'élément d'appréciation au début. On voit donc combien il est difficile d'être renseigné d'une façon exacte. Il importe par conséquent surtout de faire des diagnostics précoces, et l'idéal serait de les établir avant même que le premier stade ganglionnaire ne soit déjà réalisé.

Dans ces conditions, la suppression radicale du foyer cancéreux est l'indication qui s'impose. Or, à l'heure actuelle, quels sont les moyens qui nous permettent de la réaliser ?

Ces moyens sont représentés par l'action chirurgicale et par différents autres modes de traitements physiques, chimiques ou médicamenteux.

L'*action chirurgicale* a pour but d'enlever le mal largement, en dépassant ses limites, en extirpant en d'autres termes toute la zone suspecte de l'infection locale, c'est-à-dire le néoplasme primitif et ses propagations lymphatiques. Depuis quelques années, elle a multiplié pour cela ses procédés d'éradication complète vis-à-vis de tous les cancers, combinant sa technique, non pas seulement pour l'hémostase ou la réunion de la plaie comme autrefois, mais surtout pour suivre les voies de transmission de l'infection cancéreuse. D'autre part, elle conduit ces difrentes opérations d'une façon « aseptique au sens du cancer », redoublant pour cela de précautions dans l'ablation du bloc cancéreux, évitant le morcellement, le contact avec les tissus ambiants, dans le but de prévenir l'inoculation (v. plus haut). Grâce à cette technique si bien réglée, elle a abaissé le taux de mortalité opératoire et, pour certaines variétés de cancers facilement accessibles, celle-ci maintenant n'existe pour ainsi-dire plus (cancer du sein, p. ex., 2 pour 100. Depage, Congrès de Bruxelles, 1908). Quels sont ses résultats ? A ce point de vue, il importe de considérer les différents cancers, car, suivant le terrain d'implantation, la malignité de l'infection varie.

Tout d'abord le cancer du sein. A s'en tenir aux statistiques recueillies par Depage (Congrès de Bruxelles, 1908), le taux des résultats durables, c'est-à-dire de non-récidives au bout de trois ans, s'est élevé à 46 pour 100, de 4 pour 100 qu'il était au début des premières interventions vers 1870-1880.

Pour les cancers de la peau ou des lèvres les résultats sont encore plus remarquables (Morestin, Dollinger, Schnirer). En 1880, Wörner notait 28 pour 100 de guérisons atteignant trois ans. Avec les récentes statistiques on arrive au chiffre de 60, 70 pour 100 de guérisons durables (trois ans).

Au sujet du cancer du rectum, Krönlein trouvait, en 1899, 14 pour 100 de guérisons durables. En 1905, Schnirer, 16 à 30 pour 100. En 1908, Völcker, 15 pour 100 chez l'homme ; 40 à 50 pour 100 chez la femme.

Le cancer de l'estomac ne donnerait, à l'heure actuelle, que 15 pour 100 de guérisons durables (trois ans) (Czerny).

Dans le cancer de la langue on a pu obtenir 16 à 27 pour 100 de guérisons durables (Butlin de Londres, et Collins Waren de Boston).

Le cancer du rein offre 15 pour 100 de guérisons durables (Rowzing).

Pour le cancer de l'utérus, il faut retenir les chiffres de 18 pour 100 de guérisons durables (cinq ans) qu'a donné Wertheim au Congrès de Bruxelles

1908. Signalons aussi les statistiques favorables de J.-L. Faure et de Pollosson.

A ces chiffres doivent s'ajouter les nombreux cas épars de survies prolongées (huit, dix, quinze ans) recueillis par ces statistiques, relatives à ces différents types de cancers examinés.

Les autres modes de traitement sont nombreux. Représentés par différents agents physiques, parmi ceux-ci l'électricité surtout (radiothérapie et fulguration), chimiques (caustiques), médicamenteux ou par des sérums, ils tendent également à la cure du cancer par la suppression du foyer néoplasique.

Dans la considération des résultats de ces différentes méthodes, il convient d'envisager tout d'abord celles qui jouissent à l'heure actuelle de la plus grande réputation : la radiothérapie et la fulguration.

La radiothérapie compte, à côté de résultats favorables, des résultats malheureux ou négatifs. Les résultats favorables se rapportent essentiellement aux cancers de la peau. De nombreux succès ont été publiés par divers radiothérapeutes et datant de plusieurs années, lorsqu'il n'y avait pas eu envahissement ganglionnaire (Congrès de Berlin 1904, et Congrès de Bruxelles 1908). Mais en ce qui concerne les cancers des muqueuses ou des viscères profonds, ils n'ont pu obtenir de bénéfice réel, et seulement quelque atténuation des douleurs et de l'ulcération.

C'est que l'action destructive du rayon X n'est pas profonde. 1 millimètre ou 2 au plus, au-dessous : les tissus ne sont pas altérés (Tuffier-Dominici).

La fulguration (Keating-Heart, Juge-Rivière) n'agit également qu'à peu de profondeur, c'est pourquoi il importe de renouveler les séances pour aboutir à une réelle modification. Les succès de cette méthode ont été publiés nombreux et divers comme application, mais son « efficacité réelle », au sens propre du mot, n'existe pas, car elle n'agit pas comme on le prétendait tout d'abord à la façon d'un spécifique : elle agit en détruisant les tissus. Or, à ce point de vue, quelle différence entre sa destruction ulcérative et celle qui est accomplie d'une façon aseptique par le bistouri.

L'application du radium (Robert-Abbe, New-York) donne des résultats à peu près analogues ; son action, toutefois, serait plus pénétrante (2 centimètres, 2 centimètres et demi de profondeur, Tuffier, Dominici), ce qui explique les succès plus rapides obtenus par cette nouvelle méthode dans les cancers de la peau, sans envahissement ganglionnaire.

Les agents chimiques sont également des agents de destruction, c'est-à-dire des caustiques. On les a pour ainsi dire tous mis à l'épreuve : parmi les principaux, la pâte de Canquoin, le caustique de Vienne, l'acide azotique, l'acide acétique, l'acide lactique

(Bloom, 1895), l'acide cacodylique, l'essence de térébenthine, l'acide salycilique, l'acétone, le cinnamate de soude, le carbure de calcium, etc. De tous ces caustiques, le plus actif est l'acide arsénieux. L'acide arsénieux (sous forme de poudre ou de pâte, pâte du frère Come, poudre de Dubois) a donné des résultats pour des formes peu étendues d'épithéliomas cutanés, mais à ce point de vue le caustique est bien inférieur à la radiothérapie qui, au lieu de provoquer des douleurs, les atténue et donne une cicatrice souple et blanche au lieu de la cicatrice vicieuse et difforme obtenue par les caustiques.

Enfin, reste la liste des nombreuses ressources puisées à la série des injections ou des sérums.

En 1851, Fehleisen, ayant observé la guérison de cancers par des érysipèles accidentels, inocule des cultures pures de streptocoques aux cancéreux. Coley ajoute au streptocoque le *bacillus prodigiosus*. Quelques résultats immédiats favorables ont été signalés, mais pas de résultats durables, ni de guérison vraie. Ainsi en est-il de l'emploi de certains sérums, dits spécifiques, dont trois principaux : les sérums de Wlaeff (levures), de Bra (champignons), de Doyen (bactéries).

Telles sont les méthodes, tels sont leurs résultats. Ces derniers parlent d'eux-mêmes pour les apprécier. Il suffit, en effet, de considérer, d'une part, les effets certains et durables de l'acte opératoire et, d'autre part, les effets restreints et nuls des autres méthodes, pour donner au premier le plein droit. On peut utiliser toutefois ces diverses méthodes et, en particulier, la radiothérapie pour ces formes de cancers de la peau qui exigeraient de trop grands délabrements, chez des vieillards par exemple, puisque c'est dans ces formes que s'enregistrent seulement leurs succès. Dans les autres cas, nous estimons qu'elles ne peuvent servir qu'à titre d'adjuvant ou de complément. Par ses survies durables, la chirurgie règne en maîtresse dans la cure du cancer. Si, à ces chiffres de non-récidives au bout de trois ou cinq ans, l'on ajoute les cas épars de survie prolongée, on comprendra qu'il soit permis de parler, sinon de guérison, du moins de curabilité opératoire du cancer. Les résultats les meilleurs se rapportent aux cas opérés à la première heure, c'est-à-dire assez tôt pour que l'extirpation ait pu supprimer en bloc le néoplasme et sa zone d'infection locale. Les résultats les plus mauvais ont trait au contraire à ces formes où le mal, ayant déjà franchi ses limites d'opérabilité, a répandu son infection dans l'organisme entier (métastases, généralisation, cachexie).

A cette période, de nos jours, le cancéreux n'est nullement « guérissable » et opérer, c'est bien souvent hâter la terminaison. On ne peut alors vraiment qu'atténuer les manifestations de son mal ou le soulager.

C'est alors qu'on peut avoir recours aux injections diverses de sérums normaux (sérum d'âne normal, le suc de taureau, Isch. Wall, l'extrait de glande thyroïde, Beaver), de sérums antinéoplasiques (Richet, Héricourt, Leyden et Blumenthal, Adamkiewicz, Doyen), car tous ces éléments agissent de la même façon, favorisent la phagocytose, c'est-à-dire la lutte contre l'infection. Mais c'est alors, surtout, que l'emploi de la quinine (Jaboulay), en cachets ou en injections, représente le traitement de choix. Sous son influence, le malade reprend de l'appétit et des forces, peut quelquefois quitter son lit et comme revivre. En luttant contre l'infection, la quinine atténue la douleur, en tout cas, son administration ne gêne en rien le rôle des calmants et de la morphine. A cette période avancée du mal, la chirurgie ne perd pas ses droits; elle fait à ce cancer de l'estomac un nouveau pylore, à ce cancer du rectum un anus contre nature, à ce cancer de l'œsophage une gastrostomie, à ce cancer intestinal une entéro-anastomose, à ce cancer du larynx une trachéotomie; dans ces conditions malheureuses, il est vrai, elle ne sauve plus de malades, mais elle les soulage et, à ce prix, combien de cancéreux lui doivent une suprême reconnaissance!

L'infectiosité du cancer dirige donc la marche du

traitement curateur, c'est sur elle que doit se baser aussi le traitement préventif. Il importe de se préserver. Le temps n'est déjà plus de croire au tissu atavique, au fragment embryonnaire, au frère jumeau, futurs cancers que nous portons en nous, ni à la cellule malformée par naissance et qui, à un moment donné, doit échapper à la force inconnue qui, jusque-là, la maintenait en ordre. La vérité est en marche, et c'est l'hygiène qui doit guider ces premiers principes de préservation. L'hygiène extérieure d'abord. Combien la méconnaissent trop, ces paysans dont les mains et le visage ignorent les soins élémentaires de propreté ; il est à prévoir qu'en s'y soumettant, le nombre de cancers de la peau, dont ils sont atteints, diminuerait considérablement. Recommandons aussi l'hygiène à ces vieillards négligents qui laissent accumuler sur leur peau de véritables crasses, bientôt transformées en cancers.

La contamination par la voie digestive étant à notre avis très importante, il convient de se prémunir à ce point de vue (viandes malsaines, herbages mal lavés, eaux de boisson impures ou souillées, etc.).

Les ulcérations rebelles, les vieilles fistules ne seront pas négligées. Les eczémas chroniques du mamelon chez la femme seront surveillés. Chez le porteur de plaques leucoplasiques, l'usage du tabac doit être proscrit, des soins buccaux régulièrement institués, voire même la décortication de ses plaques (Morestin) sera entreprise, si elles sont trop étendues, car le cancer de la langue ou de la lèvre est là qui le menace. On préviendra parfois la transformation possible de l'ulcère gastrique en cancer par une intervention appropriée.

Les ulcérations du col chez la femme seront traitées avec attention, car elles servent trop souvent de porte d'entrée à l'infection cancéreuse (Veit, *Ann. de gynécologie*, mai 1906). En dirigeant la lutte contre l'alcool, et en traitant soigneusement les syphilitiques, on fait également de la prophylaxie cancéreuse : l'alcoolique et surtout le syphilitique offrant au cancer un terrain de prédilection.

TABLE DES MATIÈRES

www.ingramcontent.com/pod-product-compliance
Ingram Content Group UK Ltd.
Pitfield, Milton Keynes, MK11 3LW, UK
UKHW020947120726

13693UKWH00004B/1582